Batidos Verdes Saludables.

Batidos ideales para desintoxicar,
perder peso y ganar salud.

Por: K.C Soler

TABLA DE CONTENIDO

Batidos Verdes Saludables.

Batidos ideales para desintoxicar, perder peso y ganar salud.

Producción: Didi Ediciones..

Diseño y Producción: Didi Ediciones.

Instagram: @alimentacionparasanar

Email: alimentacionparasanar@gmail.com

Contacto: http://bit.ly/ContactoAPS

Segunda Edición: Marzo, 2020 (Edición en Español).

RENUNCIA DE RESPONSABILIDAD

Aunque se han realizado todos los intentos para verificar la información proporcionada en esta publicación, ni el autor ni el editor asumen ninguna responsabilidad por errores, omisiones o interpretaciones en contra de la materia objeto de la presente obra. Este libro es sólo para fines de entretenimiento. Las opiniones expresadas solo son opiniones del autor y no deben tomarse como instrucción experta. El lector es responsable de sus propias acciones. La adhesión a todas las leyes y reglamentos nacionales e internacionales son de exclusiva responsabilidad del lector. Ni el autor ni el editor asumen responsabilidad alguna en nombre del comprador o lector de este material.

A QUIÉN VA DIRIGIDO ESTE LIBRO

Este libro está dirigido a **todas aquellas personas que**:

- Quieren llevar un estilo de vida saludable,

- Están comenzando una dieta para bajar de peso,

- Son deportistas y su rutina deportiva les exige tener más energía,

- Para aquellos que quieren comenzar a sanar algunas enfermedades, producto de la ingesta de mucha comida procesada y bebidas altas en azúcares,

- Para aquellos quienes no les gusta cocinar, porque son recetas sencillas, fáciles de preparar y económicas.

Este libro <u>es ideal para ti</u> porque contiene las respuestas a muchas preguntar relacionadas con la preparación de Batidos Verdes que nos hacemos a diario, y muchos libros no contestan o explican, además que contiene una cantidad de recetas de batidos muy fáciles y económicos de preparar, altamente alcalinizantes que te llenarán de energía y salud cada día.

INTRODUCCIÓN

Hola, te saluda K.C Soler y te agradezco por descargar mi libro **"Batidos Verdes Saludables"**

Quiero darte la enhorabuena por tu decisión de adquirir este libro, pues en él te voy a develar todo lo relacionado a los Batidos Verdes que otros libros no te dicen.

Aquí aprenderás para que sirven los Batidos Verdes, como puedes hacerlos cuando eres principiante, así como también si eres experto en alimentación saludable o estás a dieta.

También te develaré los beneficios de ingerirlos, y también cuando es contraindicado. Las diferencias entre Jugos y Batidos y cuál es el mejor para ti.

También te mostraré los beneficios de la clorofila para tu cuerpo y como puede ayudarte a alcalinizar. Aprenderás cómo y de donde obtenerla y como comenzar a incluirla en tus batidos verdes y combinarlos con tu alimentos.

¿Por qué te voy a enseñar yo todo lo relacionado a esto?

Porque yo misma me inicié como tú en el mundo de la alimentación saludable y me inicie tomando batidos verdes, con muchas dudas, no sabía si comprar un extractor para hacer jugos o si mi licuadora me servía para hacerlo. No sabía cómo combinar los vegetales y las frutas para un batido alcalinizante, a qué hora tomarlo y cuantos batidos eran necesarios al día.

Había escuchado que los batidos tenían la facultad de limpiar mi cuerpo y desintoxicarlo pero desconocía como aplicarlo.

Luego de asistir a varios talleres con expertos en la materia (Doctores y Nutricionistas certificados), y de haber leído muchos libros al respecto me inicie en este mundo de la alimentación saludable, me preparé, y logré con éxito desintoxicar mi cuerpo, tener más energía y claridad mental y superar definitivamente mis alergias y sobre todo alcancé mi peso ideal (y me mantengo sin mucho esfuerzo).

Hoy quiero compartir contigo toda mi experiencia y resultados, y por ello he escrito este libro que va directo al grano, respondiendo tantas preguntas que nos hacemos y que para obtener respuestas se tiene que pasar mucho tiempo de estudio y prácticas.

Yo lo he sintetizado en este libro que hoy comparto contigo. Así que anímate, que te esperan muchos conocimientos y una vida más saludable, con mucha energía.

Además te compartiré muchas recetas fáciles y económicas.

Así que te pregunto: ¿Estás listo/a?

Comenzamos...

K. C. Soler.

BATIDOS VERDES. PARA QUE SIRVEN?

Los Batidos verdes se han puesto de moda gracias a que en una sola bebida se combinan las propiedades de verduras y frutas que benefician al organismo. Y, precisamente, sirven para eso: las verduras y frutas con las que se preparan este tipo de bebidas contienen elementos antioxidantes y desintoxicantes que favorecen el correcto funcionamiento del organismo. A través de un Batido Verde estarás consumiendo los que correspondería consumir de vegetales en un día, para así mantener a tu cuerpo en óptimo funcionamiento. Además obtendrás una energía y claridad mental increíble y si tienes alguna dolencia o enfermedad, ésta, comenzará a mejorar.

Pero, ¡ojo! Los Batidos verdes no reemplazan las comidas.

En conclusión, ¡los Batidos verdes sirven para todo! Siempre que se consuman con moderación y se preparen con los ingredientes adecuados.

JUGOS, SMOOTHIES Y LICUADOS, ¿SON LO MISMO?

JUGOS

Los Jugos se obtienen al extraer el agua y nutrientes de frutas o vegetales, dejando a un lado la fibra, este proceso se hace con extractores, que separan el jugo de la cascara de los alimentos que es la fibra que contienen.

Sin la fibra, es más fácil para tu sistema digestivo absorber los nutrientes, porque no tiene que trabajar mucho para triturar la comida y digerirla.

Los Jugos se hacen con un extractor y existen diferentes tipos (Ojo: Vitamix por ejemplo, es una licuadora, no un extractor).

TIPOS DE EXTRACTORES

Extractores Centrífugos

Son los más comunes del mercado y los más económicos. En este tipo de extractores se introducen las frutas y verduras por un tubo (la boca del extractor), hasta llegar a las navajas, las cuales despedazan la fruta o verdura y la envían a una canastilla para finalmente, mediante un proceso de centrifugado, extraer el jugo.

Extractores Trituradores ("Masticating juicers")

Como su nombre lo indica, estos dispositivos trituran o "mastican" la fruta y verdura haciéndola pasar por un espiral que prensa y extrae el jugo. La pulpa o bagazo es continuamente extraída a un contenedor externo.

Extractores de prensado en frío

El proceso en este tipo de extractores consta de dos etapas: Primero se muelen los ingredientes y luego pasan por una prensa en donde se extrae el jugo. Este método de extracción libera una mayor cantidad de enzimas, vitaminas y minerales de la pulpa haciendo el jugo extremadamente rico en nutrientes.

Los extractores extraen todo el jugo de la fruta o el vegetal haciéndolo más digestivo en el cuerpo y sus componentes se absorben rápidamente por la ausencia de fibra.

* Puedes preparar los Jugos con cualquier tipo de extractor: centrífugo, triturador o de prensa en frío.

SMOOTHIES Ó BATIDOS

A diferencia de los Jugos, los Smoothies o batidos conservan el jugo de la fruta o verdura y la fibra. Al licuar los ingredientes, se separan los elementos y la fibra y esto hace que las frutas y verduras se puedan digerir más fácilmente. Como los smoothies conservan la fibra, te mantienen lleno por un periodo de tiempo más largo y la cantidad de ingredientes que necesitas para preparar un smoothie es mucho menor a la de un jugo.

Si tus hábitos no son muy saludables, lo mejor es empezar a consumir smoothies que te ayuden a ir limpiando y preparar tu cuerpo para que esté listo para absorber la mayor cantidad de nutrientes de los Batidos.

La verdad es que en muchas tiendas o sitios comerciales nos venden las licuadoras como equipo para hacer Jugos. Sólo hay que estar conscientes de la diferencia y elegir el equipo que más nos convenga (O pueden ser los 2!).

* Puedes preparar smoothies o batidos con cualquier tipo de licuadora (Vitamix, Ninja, Oster, Omega…)

El punto es que tanto los Jugos como los Smoothies tienen beneficios, y si cualquiera de los 2 te va a ayudar a llevar una dieta más saludable, consumir una mayor cantidad de frutas y verduras y lograr un cambio positivo en tu salud, entonces vas por buen camino!

PERO… CUAL ES MEJOR, LICUADORA Ó EXTRACTOR?

Quizá te preguntes qué es mejor, si hacer el jugo verde en la licuadora o en el extractor. Hay que considerar varias cosas, pero para empezar que no te detenga el no tener un extractor. Puedes hacer deliciosos Batidos verdes en tu licuadora y comenzar a obtener sus beneficios en tu organismo.

Método Licuar

Cuando hacemos un jugo en la licuadora, se conserva la fibra de las verduras, por lo que podría resultar muy espeso y difícil de tomar, además que no es tan rápido de digerir. Pero esa fibra es muy beneficiosa porque está llena de enzimas, antioxidantes, minerales, vitaminas y fitonutrientes. La fibra te mantiene satisfecho por más tiempo y regula tu sistema digestivo, esto es clave si buscas adelgazar. Le puedes agregar agua natural o de coco para tener la consistencia deseada. Ingerir fibra te ayuda a una buena digestión.

Método Por Extracción

La ventaja de hacerlos en el extractor es que la fibra se "cuela" y son mucho más fáciles de absorber por el organismo, no se consume casi energía en tu digestión. Así también se puede usar mayor cantidad de verduras. El líquido extraído está repleto de vitaminas, minerales y fitonutrientes, excepto la fibra, para que así tu cuerpo pueda absorberlos con facilidad. El líquido extraído carece de cualquier tipo de fibra, puede ser absorbido por el flujo sanguíneo muy rápidamente lo que puede elevar repentinamente tu nivel de azúcar en la sangre. Esta inestabilidad, puede resultar en flojera o apatía, cambios de humor y otros problemas.

¿CUÁL DE LOS 2 MÉTODOS ES MEJOR?

Ambos métodos son buenísimos, porque vas a aprovechar disfrutar de una gran cantidad de nutrientes provenientes de la combinación de varias frutas y vegetales que puede que no comas regularmente. Yo prefiero el método licuar ya que no me estaría perdiendo los beneficios de la fibra que favorece tanto mis intestinos y me hace sentir más llena y satisfecha por más tiempo. Me encanta ingerirlos como merienda y le pongo grasa saludable como aguacate o semillas de linaza o chía, almendras, merey etc. Además, una licuadora es más económica que un extractor y la gran mayoría poseemos licuadoras en nuestras casas.

LAS REGLAS A SEGUIR PARA HACER UN BUEN SMOOTHIE O BATIDOS VERDES SON MUY SENCILLAS:

1. Tener una base de fruta, la cual recomiendo que no sea una que contenga mucha azúcar como el plátano, mamey o mango. Mejor irse por aquellas como manzana, pera, piña y toda la familia de los frutos rojos como frambuesas, zarzamoras, fresas o moras azules, las cuales no tienen mucha azúcar y son excelentes antioxidantes.

2. En cuanto a las verduras, las más comunes son las de hojas verdes, las cuales pueden ir variando: acelgas, espinacas, berros, col rizada o kale, germinados de alfalfa, de soya, y otras como apio, pepino, calabacita (¡sí! calabacita) o brócoli (usar el tallo, porque la parte de "arbolito" a muchos les puede causar inflamación).

Las proporciones son aproximadamente ½ taza de fruta por 1 taza de verduras.

¿QUE BENEFICIOS OBTENGO INGIRIENDO ESTOS SMOOTHIES O BATIDOS?

* Uno de los más grandes beneficios de los Batidos verdes es que poseen un gran aporte de clorofila. La clorofila es conocida por ser un químico fundamental de las plantas, pero desde hace algún tiempo se ideó la forma de consumirla también en jugo. Si se toma como parte de un jugo o batido verde, que se prepara con plantas y de ahí su aporte, la

clorofila ayuda a oxigenar la sangre al producir mayor hemoglobina. También, favorece la desintoxicación del organismo y reduce el colesterol en la sangre.

* Los Batidos verdes, además de la clorofila, también tienen vitaminas como la C, E, carotinoides y flavonoides, presentes en las plantas con las cuales se prepara el jugo y batido verde. También aporta minerales y enzimas que mantienen saludable al organismo.

* Tomar este tipo de Batidos una o máximo dos veces a la semana fortalece el sistema inmunológico, sobre todo si, además de plantas, se añaden al jugo algunas frutas fundamentales para el organismo como fresa, naranja, guayaba, albaricoque, naranja y uvas.

* Los Batidos verdes también favorecen la alcalinización del PH de la sangre, eso sí, se realiza una buena mezcla de plantas, ya que mantiene estables los niveles de la sangre.

* También, este tipo de bebida ayuda a eliminar las toxinas del organismo ya que limpia la sangre y elimina las células muertas, gracias a la mezcla de plantas que favorecen estas funciones.

* Los Batidos verdes son conocidos por promover la regeneración de las células del cuerpo, con lo que son excelentes antioxidantes.

¿CLOROFILA EN LOS BATIDOS VERDES?
¿Qué Es La Clorofila?

Pigmento de color verde que se encuentra en las hojas y tallos de muchos vegetales y que es responsable **del proceso de fotosíntesis; se emplea en farmacia y** cosmética. ¿Entonces todas las verduras y vegetales de hoja verde contienen clorofila? Pues sí. ¿Pero en que me beneficia?

Anti vejez

Puede prevenir algunas enfermedades degenerativas y el envejecimiento prematuro.

Prevención de cáncer

Diversos estudios y ensayos clínicos han demostrado que la clorofila puede impedir el crecimiento de algunas células cancerosas. Combatir las sustancias tóxicas y los alimentos poco saludables así como las infecciones.

Formación sanguínea

La clorofila promueve la formación y saneamiento de la sangre. Esta situación optimiza el equilibrio de oxígeno así como el bienestar general del cuerpo para vivir.

Olores del cuerpo

La clorofila neutraliza muchos olores en nuestro cuerpo. Ha habido resultados muy positivos para tratar el mal aliento, los olores de pies, el sudor en la zona genital, así como en las axilas, pero también los olores que se derivan de una mala digestión.

Limpieza del Colón

La clorofila tiene un efecto positivo en los intestinos. Limpia el sistema digestivo y promueve ondas peristálticas. Las personas que toman la Clorofila a diario sufren menos de estreñimiento, en contraste con aquellos que no toman clorofila. Al estar limpios los intestinos los alimentos de absorben mejor hacia nuestro torrente sanguíneo.

Desacidificación

La clorofila tiene un impacto positivo en el equilibrio ácido base en nuestro cuerpo. Como es tan eficaz lo recomiendan tomar en diferentes momentos a lo largo del día. Y como tomarla? A través de los Jugos y Batidos.

¿CÓMO COMENZAR A TOMAR BATIDOS VERDES?

Necesitarás una variedad de hojas verdes como base. Para mí la regla es mientras más verde y oscurita mejor, acelga, cilantro, perejil, albahaca y bueno, ya entienden la idea.

Puedes incluir otras dos verduras con mayor contenido de agua para conseguir más jugo, como por ejemplo pepino o apio.

Por último debes seleccionar tu fruta, la ideal es la manzana verde ya que es neutra respecto a su contenido de azúcar. De todas maneras en principio puedes utilizar un par de frutas como para acostumbrarte al sabor, solo después redúcelas.

Opcional: Puedes agregar un poco de jengibre o limón para un toque picantito y/o ácido. Además de súper alimentos si es que los consumes de vez en cuando como la espirulina, maqui u otros como guaraná (energizante), goji, açaí, sésamo, aloe, etc.

RECOMENDACIONES

a) Variedad: Intenta ir intercalando los verdes a ser consumidos ya que además de hacerlo más interesante para ti, evitas la acumulación de ácido oxálico presente por ejemplo en la espinaca, y que puede resultar en alteraciones hormonales.

b) Consumir los Batidos al empezar el día y no como acompañamiento: Nosotros tenemos muy incorporada la necesidad de acompañar nuestras comidas con líquidos pero la verdad es que en el caso de los Batidos es mejor ingerirlos antes que cualquier comida del día. Mínimo 30 minutos antes.

c) No esperar mucho para tomar el jugo una vez que está hecho. No agregar mucha fruta o verduras, porque puedes terminar con un jugo mega calórico y lleno de azúcar (fructosa).

El azúcar de la fruta pasa súper rápido del tracto digestivo a la pared del intestino y desde allí al torrente sanguíneo (ocurre en minutos) hasta llegar a nuestras células. Sin embargo si consumimos alimentos con alto contenido de grasas ésta azúcar se queda pegada y se acumula haciendo que el cuerpo trabaje más para hacerla llegar a su destino final.

Por último, no tengan miedo a agregar verdes a sus Batidos, no es como que se van a tomar algo horrible, es realmente muy fresquito y delicioso.

¿QUE SON LOS ANTINUTRIENTES Y POR QUÉ DEBO TOMARLOS EN CUENTA ANTES DE COMENZAR A INGERIR BATIDOS VERDES?

Antinutriente, se define como una sustancia que impide la absorción, asimilación o inactiva el efecto de un nutriente, pudiendo ser este una vitamina, un mineral u otro. Así, lo que produce el antinutriente en nuestro organismo es impedir el aprovechamiento de uno o más nutrientes de los alimentos.

¿CUÁLES SON LOS PRINCIPALES ANTINUTRIENTES A TOMAR EN CUENTA?

Los antinutrientes más importantes que mantienen enfermos a todas las personas son los siguientes, en orden de los que hacen más daño:

1. Azúcar y sus derivados
2. Quesos, lácteos y sus derivados
3. Harinas refinadas y sus derivados

4. Café y sus derivados

5. Tostados, fritos y quemados

6. Aditivos químicos, artificiales y colorantes

7. Grasas liquidas saturadas y derivados

8. Fármacos en exceso, tabaco, licores y derivados.

Debemos comenzar a reducir su consumo si decidimos cambiar nuestro estilo de vida a un estilo de vida más saludable, hasta que los erradiquemos por completo de nuestra ingesta diaria. Al principio pareciera que es difícil y cuesta arriba, solo hay que dar un paso a la vez. Vivimos tentados por el sistema actual a través de los medios de comunicación que nos transmiten a diario publicidad con marcas de bebidas gaseosas, snacks poco saludables, comidas rápidas, solo hay que dar un paso a la vez.

¿Y CUÁL ES EL PLAN QUE ME RECOMIENDAS PARA COMENZAR A TOMAR JUGOS VERDES?

Comienza a ingerirlos 1 vez al día, en ayunas, 30 minutos antes del desayuno, ve reduciendo los antinutrientes que te explique anteriormente, 1 a la vez. Así lo vas haciendo la primera semana, de esa manera y poco a poco vas informándole a tu cuerpo los cambios que vienen. Luego la segunda semana los ingieres 2 veces al día, en el desayuno y en el almuerzo, recuerda, 30 minutos antes de las comidas. Veras que comenzarás primero a tener mucha energía, estarás más contento y feliz porque estas alcalinizando tu cuerpo. Un consejo, en tus 3 comidas diarias trata siempre de acompañarlas con vegetales, tanto crudos como cocidos y eso en combinación con los batidos o smoothies te harán sentirte más vigoroso y saludable. He conocido muchas personas que hasta han sanado de sus dolencias: hipertensión, artritis etc. con tan solo alimentarse de esta manera. Vamos, te espera un cambio importante en tu vida, se el cambio que quieres ver en el mundo.

Ahora vamos con las recetas.

RECETAS

BATIDO DE ZANAHORIA

Ingredientes

4 zanahorias

1 manzana

1 tallo de apio sin hojas

Jugo de 1/2 limón

1 vaso de agua (200 ml)

Preparación

Limpia y pela las zanahorias, la manzana y el apio.

Trocea los alimentos anteriores y agrégalos en la licuadora.

Vierte el zumo de limón recién exprimido.

Procesa todos los ingredientes y bebe cuando esté listo.

BATIDO DE PEPINO Y PIÑA

Ingredientes

1/2 taza de pepino troceado en cubos

1/2 taza de piña troceada en cubos

1 taza de agua mineral

Preparación

Corta el pepino y las rodajas de piña en cubos.

Agrega ambos ingredientes a la licuadora o al vaso de la batidora.

Procesa y añade el agua.

Sigue procesando hasta obtener una mezcla homogénea y toma de forma inmediata.

BATIDO DE PAPAYA Y NARANJA

Ingredientes

3 naranjas

1 papaya

1/2 vaso de agua

Preparación

Exprime todas las naranjas para extraer su jugo.

Pela la papaya y trocea su pulpa.

Agrega la papaya troceada y el jugo de naranja en la licuadora y procesa.

Bebe el Batido recién preparado para aprovechar todas sus propiedades.

BATIDO DE KIWI, ESPINACA Y LECHUGA

Ingredientes

1 kiwi maduro

5 hojas de espinacas

3 hojas de lechuga

1 vaso de agua (200 ml)

Preparación

Pela el kiwi y mézclalo en la licuadora con la espinaca, la lechuga y el agua.

Tras obtener una bebida homogénea, sírvela de inmediato, sin colar.

BATIDO DE PIÑA, PEPINO Y ESPINACA

Rico en enzimas digestivas y compuestos antioxidantes, este Batido diurético es una gran opción para promover la pérdida de grasas y líquidos.

Sus propiedades combaten la inflamación y activan el ritmo metabólico para lograr un control más efectivo del sobrepeso.

Ingredientes

2 rodajas de piña madura

½ pepino

4 hojas de espinaca

½ manzana

1 vaso de agua (200 ml)

Preparación

Trocea los ingredientes y bátelos en la licuadora con un vaso de agua.

Sírvelo sin colar y consúmelo de inmediato.

BATIDO DE ZANAHORIA, LECHUGA Y BRÓCOLI

Ingredientes

½ zanahoria

3 hojas de lechuga

1 rama de brócoli

2 ramas de apio

1 vaso de jugo de naranja (200 ml)

Preparación

Pela y trocea la zanahoria y bátela en la licuadora con los demás ingredientes (previamente lavados) hasta obtener una bebida sin grumos.

BATIDO DE PEPINO, APIO Y MANZANA

Ingredientes

½ pepino

3 ramas de apio

1 manzana verde

½ vaso de agua (100 ml)

Preparación

Corta los ingredientes en trozos y bátelos en la licuadora con medio vaso de agua.

BATIDO DE LIMÓN, PEREJIL Y ESPINACA

Ingredientes

El jugo de 1 limón

5 ramas de perejil

6 hojas de espinaca

1 rama de apio

½ pepino

1 cucharadita de jengibre rallado (5 g)

1 vaso de agua (200 ml)

Preparación

Extrae el jugo de un limón e introdúcelo en la licuadora con todos los vegetales.

Añade un vaso de agua para facilitar el licuado y procesa hasta que todo quede bien integrado.

BATIDOS DE MANZANA APIO

Ingredientes

2 manzanas verdes, cortadas por la mitad

3 tallos de apio, sin hojas

1 pepino

8 hojas de col rizada

1/2 limón, pelado

1 pedazo de jengibre fresco

Ramita de menta (opcional)

1 vaso de agua

Preparación

Corta los ingredientes en trozos y bátelos en la licuadora con un vaso de agua.

BATIDO DE MANZANA Y ZANAHORIA TROPICAL

Ingredientes:

1 manzana grande, cortada en cubos

1/4 (15 onzas) de trozos de piña

2 zanahorias grandes

2 piezas de jengibre fresco

1 vaso de agua (200 ml)

Preparación

Corta los ingredientes en trozos y bátelos en la licuadora con un vaso de agua.

BATIDO VERDE DESINTOXICANTE

Ingredientes:

2 manzanas verdes, cortadas por la mitad

3 tallos de apio, sin hojas

1 pepino

8 hojas de col rizada

1/2 limón, pelado

1 pedazo de jengibre fresco

Ramita de menta (opcional)

1 vaso de agua mineral, cantidad al gusto

Preparación

Corta los ingredientes en trozos y bátelos en la licuadora con un vaso de agua.

BATIDO DE ZANAHORIA Y MANZANA

Ingredientes:

1 manzana grande, descuartizada

1/4 (15 onzas) pueden pedazos de piña

2 zanahorias grandes

2 piezas de jengibre fresco

1 vaso de agua (200 ml)

Preparación

Corta los ingredientes en trozos y bátelos en la licuadora con un vaso de agua.

BATIDO DE MANZANA CON LIMÓN

Ingredientes

2 limones, pelados y partidos por la mitad

4 manzanas, descuartizadas

2 pepinos, cortados a la mitad

1 vaso de agua

Preparación

Corta los ingredientes en trozos y bátelos en la licuadora con un vaso de agua.

BATIDO ESPECIAL PARA EL DESAYUNO

Ingredientes:

2 limones

2 zanahorias

2 manzanas

2 remolachas

1 vaso de agua (200 ml)

Preparación

Corta los ingredientes en trozos y bátelos en la licuadora con un vaso de agua.

LIMONADA DE ESPINACA VERDE

Ingredientes:

1 taza de espinaca

2 tallos de apio

4 hojas de col rizada

1 pieza de jengibre

2 manzanas

1 limón

1 vaso de agua (200 ml)

Preparación

Corta los ingredientes en trozos y bátelos en la licuadora con un vaso de agua.

BATIDO VERDE PARA ALERGIAS

Ingredientes:

1 pepino

1 taza de piña

1 limón

1 taza de uvas sin semillas

1/2 taza de perejil

1 manzana

1 vaso de agua (200 ml)

Preparación

Corta los ingredientes en trozos y bátelos en la licuadora con un vaso de agua.

BATIDO DESINTOXICACIÓN DE NARANJA

Este Batido desintoxicante es cremoso y delicioso, al igual que las viejas barras de helado que recuerdas haber comido cuando eras pequeño. Incluso puede congelar estos en moldes de paletas para un gran placer congelado.

Las peras son una buena fuente de varios nutrientes esenciales, como vitamina K, vitamina C, cobre y potasio.

Ingredientes

2 manzanas medianas

3 tallos de apio

1 naranja (pelada)

2 peras medianas

1 trozo mediano de camote

1 vaso de agua (200 ml)

Preparación

Corta los ingredientes en trozos y bátelos en la licuadora con un vaso de agua.

BATIDO DESINTOXICANTE PARA PRINCIPIANTES

Esto hace una buena receta de Batido de desintoxicación para principiantes para aquellos que recién comienzan con el Batido, gracias a sus ingredientes simples y deliciosos sabores que no son abrumadores.

Las zanahorias tienen muchos beneficios para la salud. Son un buen ingrediente para la pérdida de peso y se han relacionado con niveles más bajos de colesterol y una mejor salud ocular.

Ingredientes:

2 manzanas medianas

3 zanahorias medianas

4 tallos de apio

1 vaso de agua (200 ml)

Preparación

Corta los ingredientes en trozos y bátelos en la licuadora con un vaso de agua.

BATIDO DESINTOXICANTE CON JENGIBRE

Esta es mi receta favorita, especialmente cuando tengo problemas de estómago. El sabor es sorprendente y está lleno de nutrientes gracias a la variedad de ingredientes.

El jengibre es una especia maravillosa. Solo 1 - 1/2 gramos de jengibre pueden ayudar a prevenir varios tipos de náuseas como náuseas, náuseas después de la cirugía y náuseas matutinas.

Ingredientes:

3 manzanas medianas

2 tallos de apio

1 taza de espinaca

1 pepino

1 pieza de raíz de jengibre (1 "de diámetro)

1 lima (pelada)

1 vaso de agua (200 ml)

Preparación

Corta los ingredientes en trozos y bátelos en la licuadora con un vaso
de agua.

BATIDO PIÑA JALAPEÑO

Ingredientes:

2 tazas de piña

5 hojas de col rizada

1 pepino

½ - 1 jalapeño (use ½ a jalapeno si no lo quiere picante

1 vaso de agua (200 ml)

Preparación

Corta los ingredientes en trozos y bátelos en la licuadora con un vaso de agua.

BATIDO SIMPLEMENTE VERDE

Ingredientes:

5 puñados de espinacas

3 hojas de col rizada

3 tallos de apio

½ pepino

½ limón

2 manzanas Fuji

1 vaso de agua (200 ml)

Preparación

Corta los ingredientes en trozos y bátelos en la licuadora con un vaso de agua.

BATIDO DE DESINTOXICACIÓN ESPINACAS Y COL

Ingredientes:

½ Cabeza de Lechuga romana

1 puñado de espinacas

2 hojas de col rizada

10 ramitas de cilantro

2 manzanas

½ Lima

1 vaso de agua (200 ml)

Preparación

Corta los ingredientes en trozos y bátelos en la licuadora con un vaso de agua.

BATIDO DE PEPINO COL RIZADA Y PIÑA

Ingredientes:

1 pepino

1 manzana verde

½ taza de piña

4 hojas de col rizada

3 hojas de acelga suiza

1 vaso de agua (200 ml)

Preparación

Corta los ingredientes en trozos y bátelos en la licuadora con un vaso de agua.

BATIDO DE CÍTRICOS Y VERDES

Ingredientes:

1 naranja

½ pepino

3 tallos de apio

½ limón

1 manzana

1 vaso de agua (200 ml)

Preparación

Corta los ingredientes en trozos y bátelos en la licuadora con un vaso de agua.

BATIDO MENTA PIÑA

Ingredientes:

2 puñados de espinacas

4 hojas de col rizada

1 taza de piña

1 puñado pequeño de hojas de menta

2 manzanas verdes

1 vaso de agua (200 ml)

Preparación

Corta los ingredientes en trozos y bátelos en la licuadora con un vaso de agua.

BATIDO VERDE APIO ACELGA Y COL

Ingredientes:

2 tallos de apio

½ pepino

3 hojas de acelga suiza

2 hojas de col rizada

1-2 manzanas

1 vaso de agua (200 ml)

Preparación

Corta los ingredientes en trozos y bátelos en la licuadora con un vaso de agua.

BATIDO DESINTOXICACIÓN VERDE

Ingredientes:

1 Manojo de Cilantro

2 pepinos

2 manzanas verdes

1 lima

1 vaso de agua (200 ml)

Preparación

Corta los ingredientes en trozos y bátelos en la licuadora con un vaso de agua.

BATIDO DIOSA VERDE

Ingredientes:

6 hojas de acelga

1-2 tazas de uvas verdes

½ pepino

1 manzana verde

½-1 en trozo de jengibre

1 vaso de agua (200 ml)

Preparación

Corta los ingredientes en trozos y bátelos en la licuadora con un vaso de agua.

BATIDO VERDE GLOW

Ingredientes:

1 puñado de espinacas

6 hojas de col rizada

10-15 ramitas de perejil

2 manzanas

1 lima

1 pepino

2 ramas de apio

½-1 en trozo de jengibre

1 vaso de agua (200 ml)

Preparación

Corta los ingredientes en trozos y bátelos en la licuadora con un vaso de agua.

BATIDO VERDE PROFUNDO

Ingredientes:

1 pepino

1-2 manzana Granny Smith (verde)

6 hojas de col rizada

2 ramas de apio

½ limón

1/8 de Hinojo

1 vaso de agua (200 ml)

Preparación

Corta los ingredientes en trozos y bátelos en la licuadora con un vaso de agua.

BATIDO VERDE PARA LIMPIAR

Ingredientes:

1 calabacín

3 peras

1/8 Hinojo

4 Floretes de brócoli

1 manojo de espinacas

1 vaso de agua (200 ml)

Preparación

Corta los ingredientes en trozos y bátelos en la licuadora con un vaso de agua.

BATIDO ESPINACA COL Y DIENTE DE LEÓN

Ingredientes:

2 puñados de espinacas

4 hojas de col rizada

3-4 dientes de león verdes (opcional)

10 ramitas de perejil

2 ramas de apio

½-1 limón

2 manzanas preferiblemente verdes

1 taza de uvas verdes

1 vaso de agua (200 ml)

Preparación

Corta los ingredientes en trozos y bátelos en la licuadora con un vaso de agua.

BATIDO DE KALE KIWI MANZANA

Ingredientes:

1 manojo de col rizada

3 Kiwis

1-2 manzanas

½ -1 en jengibre

1 vaso de agua (200 ml)

Preparación

Corta los ingredientes en trozos y bátelos en la licuadora con un vaso de agua.

BATIDO VERDE ACELGA LECHUGA ROMANA Y MENTA

Ingredientes:

1 cabeza de lechuga romana

1 puñado de menta

3 hojas de acelga

1 limón

2 manzanas

1 vaso de agua (200 ml)

Preparación

Corta los ingredientes en trozos y bátelos en la licuadora con un vaso de agua.

BATIDO VERDE ACELGA MANZANA Y REMOLACHA

Ingredientes:

1 remolacha

1-2 manzanas

1 pepino

3 hojas de acelga

10 ramitas de perejil

1 vaso de agua (200 ml)

Preparación

Corta los ingredientes en trozos y bátelos en la licuadora con un vaso de agua.

BATIDO VERDE DE KALE NARANJA Y MENTA

Ingredientes:

3-4 naranjas

5 hojas de col rizada

1 puñado de menta

1 vaso de agua (200 ml)

Preparación

Corta los ingredientes en trozos y bátelos en la licuadora con un vaso de agua.

BATIDO VERDE DE MANZANA POMELO KALE

Ingredientes:

½ pomelo

1 naranja

2 manzanas

4 hojas de col rizada

1 vaso de agua (200 ml)

Preparación

Corta los ingredientes en trozos y bátelos en la licuadora con un vaso de agua.

BATIDO VERDE LECHUGA ROMANA MANZANA Y MENTA

Ingredientes:

1-2 manzanas

1 cabeza de lechuga romana

1 puñado de menta

1 limón

1 vaso de agua (200 ml)

Preparación

Corta los ingredientes en trozos y bátelos en la licuadora con un vaso de agua.

BATIDO VERDE ACELGA PEREJIL NARANJA

Ingredientes:

3 hojas de acelga

8-10 ramitas de perejil

1 Apple

2 naranjas

½ pepino

1 vaso de agua (200 ml)

Preparación

Corta los ingredientes en trozos y bátelos en la licuadora con un vaso de agua.

BATIDO VERDE MENTA DE PEPINO Y MANZANA

Ingredientes:

1-2 Manzanas

2 pepino

½ - 1 en trozo de jengibre

1 puñado de menta

1 vaso de agua (200 ml)

Preparación

Corta los ingredientes en trozos y bátelos en la licuadora con un vaso de agua.

BATIDO VERDE COL, CILANTRO LECHUGA ROMANA

Ingredientes:

1/2 pepino

3 hojas de col rizada

1 Puñado de Cilantro

1/2 lima

1 cabeza de lechuga romana

2 manzanas

1 vaso de agua (200 ml)

Preparación

Corta los ingredientes en trozos y bátelos en la licuadora con un vaso de agua.

BATIDO VERDE CON SANDIA

Ingredientes:

2 tazas de sandía troceada

2 manzanas

1/2 limón (quitar la cáscara)

4 hojas de col rizada

1 vaso de agua (200 ml)

Preparación

Corta los ingredientes en trozos y bátelos en la licuadora con un vaso de agua.

BATIDO VERDE CON SANDIA Y MENTA

Ingredientes:

1 Taza de sandía troceada

1 manzana

1 naranja

1 puñado de menta

1 vaso de agua (200 ml)

Preparación

Corta los ingredientes en trozos y bátelos en la licuadora con un vaso de agua.

BATIDO VERDE CON PERAS ACELGA Y COL

Ingredientes:

1-2 peras

2 naranjas

1/2 pepino

3 hojas de acelga suiza

3 hojas de col rizada

1 limón

1 puñado de menta

1 vaso de agua (200 ml)

Preparación

Corta los ingredientes en trozos y bátelos en la licuadora con un vaso de agua.

BATIDO VERDE CON PEPINO APIO Y ACELGA

Ingredientes:

1 pepino

3 tallos de apio

3 hojas de acelga suiza

1 pimiento

1 remolacha

1-2 manzanas

1 naranja

1 vaso de agua (200 ml)

Preparación

Corta los ingredientes en trozos y bátelos en la licuadora con un vaso de agua.

BATIDO VERDE DE RÚCULA MENTA Y NARANJA

Ingredientes:

1 puñado de rúcula

1 puñado de menta

1/2 pepino

2 naranjas

1 vaso de agua (200 ml)

Preparación

Corta los ingredientes en trozos y bátelos en la licuadora con un vaso de agua.

BATIDO VERDE DE RÚCULA APIO Y SANDIA

Ingredientes:

1 puñado de rúcula

2 tallos de apio

1/2 lima

2 tazas de sandía en trozos

1/2 vaso de agua (100 ml) si es necesario

Preparación

Corta los ingredientes en trozos y bátelos en la licuadora con medio vaso de agua si es necesario.

BATIDO VERDE DE APIO COL CILANTRO

Ingredientes:

3 tallos de apio

3 hojas de col rizada (o cualquier hoja verde)

1 cabeza de lechuga romana

1 Puñado de Cilantro

4-5 naranjas

1/2 vaso de agua (100 ml) si es necesario

Preparación

Exprimir las naranjas y agregarlas a la batidora.

Corta los demás ingredientes en trozos y bátelos en la licuadora con medio vaso de agua si es necesario.

BATIDO VERDE CLÁSICO

Ingredientes:

1 pepino

2-3 tallos de apio

1-2 manzanas

5 Hojas de col rizada (o cualquier verde de hojas)

½ Lima

½ en pieza de raíz de jengibre

1/2 vaso de agua (100 ml)

Preparación

Corta los ingredientes en trozos y bátelos en la licuadora con medio vaso de agua.

CONCLUSIÓN

¡Gracias nuevamente por descargar mi libro!

Si lo has disfrutado, por favor deja tu opinión en Amazon. Estaré muy agradecida. Muchas gracias por el tiempo dedicado a este libro.

Estoy a tu disposición en:

Instagram: @alimentacionparasanar

Email: alimentacionparasanar@gmail.com

Contacto: http://bit.ly/ContactoAPS

OTROS LIBROS DE LA AUTORA

-Quesos Saludables, Sin Gluten Sin Lactosa: Recetas Fáciles y deliciosas

http://bit.ly/Quesos-Saludables

-Helados Veganos (Sin Gluten, Sin Azúcar, Sin Lactosa): Recetas fáciles y económicas

http://bit.ly/Helados-Veganos

-33 Mejores Recetas Vinagretas y Aderezos Saludables: Sin Gluten, Sin Lactosa, Sin Azúcar

http://bit.ly/Vinagreta-y-Aderezos

-52 Recetas de Aguas Detox: que te harán Perder Peso y Ganar Salud

http://bit.ly/Aguas-Detox